OUVRAGES DU DOCTEUR LISLE,

CHEZ J.-B. BAILLIÈRE ET FILS :

EXAMEN MÉDICAL ET ADMINISTRATIF DE LA LOI DU 30 JUIN 1838 SUR LES ALIÉNÉS. Paris, 1848. — In-8°.

DU SUICIDE. Statistique, Médecine, Histoire et Législation. Paris, 1856. — In-8°.

LETTRES SUR LA FOLIE. (1re série). Anatomie pathologique. Paris, 1856. — In 8°.

— — (2e série). Essai de classification. Paris, 1861. — In-8°.

— — (3e série.) Du traitement moral de la folie. Paris, 1861. — In-8°.

RAPPORT

A

M. LE SÉNATEUR

Chargé de l'administration des Bouches-du-Rhône

SUR LE

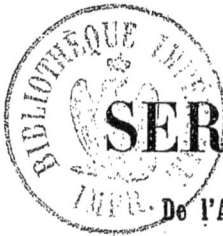

SERVICE MÉDICAL

De l'Asile public d'Aliénés de Marseille

(SECTION DES HOMMES)

ANNÉE 1864

Par le Dʳ LISLE

Médecin en chef de ce service.

MARSEILLE,

IMPRIMERIE ET LITHOGRAPHIE ARNAUD, CAYER ET Cᵉ

57, rue Saint-Ferréol, 57.

—

1866.

RAPPORT

A M. le SÉNATEUR, chargé de l'administration des
Bouches-du-Rhône, sur le Service Médical de l'asile
public d'Aliénés (sections des Hommes) par le
docteur LISLE.

MONSIEUR LE SÉNATEUR,

Dans le rapport que j'ai eu l'honneur de sou-
mettre, l'année dernière, à votre haute appréciation, je suis entré dans de longs détails sur les
méthodes de traitement que j'ai essayé de faire
prévaloir dans le service que vous avez bien voulu
me confier. Je vous en ai fait connaître en même
temps les résultats avec une entière franchise.
Malheureusement, ceux-ci s'éloignant beaucoup
des faits observés jusqu'alors à Saint-Pierre,

n'ont guère trouvé que des incrédules. Je m'y attendais un peu, et je ne viens pas m'en plaindre. C'est le sort commun de toutes les choses utiles et nouvelles qui ne sont jamais acceptées sans une lutte plus ou moins acharnée.

Serai-je plus heureux cette année ? Je le désire vivement sans l'espérer beaucoup. J'ai pris cependant toutes les précautions qui m'ont paru les plus propres à écarter l'erreur et à montrer la vérité. Aussi, les faits que j'ai à vous faire connaître me paraissent-ils assez nombreux et assez concluants pour satisfaire même les plus difficiles. J'espère, Monsieur le Sénateur, que vous en jugerez un peu comme moi, et que votre bienveillante approbation ne me fera pas défaut. Ce sera là ma plus précieuse récompense. Soyez donc assez bon pour jeter un coup d'œil sur ce travail, qui sera très court d'ailleurs. Après mon rapport de l'an dernier, ces faits n'ont plus besoin de commentaires. Il me suffira pleinement d'une exposition pure et simple des résultats les plus saillants de mes études et de ma pratique pendant l'année qui vient de finir.

Voici d'abord un tableau qui résume tout le mouvement de la population, en 1864, comparativement aux sept années précédentes :

Mouvement de la Population.

	Population au 1er Janvier.	Malades traités.	Entrées.	Sorties par guérison.	Sorties par amélioration.	Rechûtes après guérison.	Sorties par autres causes	Décès.	Population au 31 décembre.	Population moyenne.	Sorties et Décès réunis.
1857	355	555	200	43	»	18	93	31	388	387	169
1858	388	548	160	37	»	17	65	58	388	387	160
1859	389	587	198	63	15	11	60	52	392	389	195
1860	393	584	191	51	7	20	42	58	426	408	158
1861	426	612	186	64	18	17	56	53	441	433	191
1862	441	695	254	65	24	»	69	72	465	452	230
1863	465	722	257	83	17	5	59	89	474	480	248
1864	474	709	237	123	15	11	33	81	458	460	252
(1) 1865	458	722	264	108	26	6	46	106	435	456	287

(1) Je suis en mesure aujourd'hui d'ajouter aux chiffres qui précèdent ceux qui se rapportent à l'année 1865. — J'espère qu'on les trouvera tout aussi concluants que les autres. Je crois même que, si on veut les comparer avec soin, on se convaincra facilement que ces derniers ajoutent beaucoup à la valeur des premiers, et, par leur reproduction presque identique, en accentuent encore la signification.

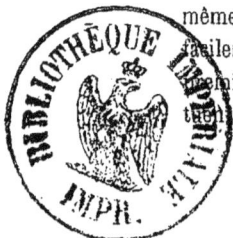

Ce qui ressort au premier abord de l'examen de ces chiffres, c'est que la population de l'asile, qui n'avait cessé de s'accroître depuis sa fondation, ainsi qu'il résulte des rapports de mon honorable prédécesseur, a subi au contraire cette année une diminution notable. Le nombre des malades restant au 1ᵉʳ janvier, qui était de 474, se trouve réduit à 458 au 31 décembre. La population moyenne a éprouvé, de son côté, une réduction équivalente ou même un peu plus élevée ; elle est descendue de 480, en 1863, à 460. Ce dernier chiffre témoigne d'une diminution légère de l'encombrement de l'asile dont je vous signalais l'an dernier les déplorables conséquences.

Parmi celles-ci, la plus grave était l'accroissement considérable de la mortalité qui s'était produite en 1862 avant mon arrivée, et s'était maintenue avec une légère aggravation en 1863. Il est facile de voir maintenant combien cette appréciation était juste. Loin de continuer à s'accroître, en 1664, le chiffre de la mortalité a diminué, et dans une proportion que rien ne pouvait faire prévoir, dans les premiers mois de l'année. En effet, près de la moitié des décès avaient eu lieu déjà pendant le premier trimestre. Voici au surplus un petit tableau dont la signification ne saurait être douteuse :

	1863	1864	1865	
1er trimestre . . .	16	37	20	
2e trimestre . . .	24	14	19	
3e trimestre . . .	21	13	44	} choléra.
4e trimestre . . .	28	17	23	
Totaux. . .	89	81	106	

Que pourrai-je ajouter à ces chiffres qui justifiât mieux l'explication que je donnais, l'année dernière, de la mortalité exceptionnelle de l'asile en 1861 et 1863 ? J'ai, d'ailleurs, tout droit d'espérer que celle-ci diminuera encore cette année et rentrera dans ses limites à peu près normales, car, à l'heure où j'écris (26 mai 1865),

il n'y a eu encore que 29 décès dans mon service depuis le 1er janvier.

Le fait de la diminution de la population dans
le service dont je suis chargé, une fois établi, il
me reste à en rechercher les causes. Mais ici mon
embarras est grand. Cette recherche pourrait
m'amener, peut-être malgré moi, à soulever des
questions de théorie et de doctrine ; et, après ce
qui m'est arrivé l'an dernier, je suis bien résolu
à m'en abstenir désormais. Je m'en tiendrai donc
à quelques considérations générales sur les faits
les plus importants contenus dans le tableau que
j'ai eu l'honneur de mettre sous vos yeux. J'ai
d'ailleurs pour agir ainsi un autre motif des plus
sérieux. Vous savez, Monsieur le Sénateur,
qu'une maladie grave m'a tenu longtemps éloigné
de mon service. Bien des faits se sont passés pendant mon absence, que je n'ai pu ni observer ni
contrôler moi-même. Je ne les connais donc que
très peu et seulement sous leurs aspects les plus
généraux. J'ai dû cependant les réunir aux autres,

afin de pouvoir vous présenter un ensemble à peu
près complet. Mais je dois par cela même me te-
nir dans une grande réserve. Les conclusions à
tirer de ces faits en seront peut-être moins nettes
et concluantes, mais la vérité scientifique y ga-
gnera, et cela doit me suffire.

Parmi les causes de la diminution de la population dans la section des hommes, je dois vous
signaler d'abord, Monsieur le Sénateur, une diminution notable du chiffre des entrées comparé
à celui des deux années précédentes. Mais celle-ci
aurait été tout-à-fait insuffisante, si elle n'avait
coïncidé avec une augmentation du chiffre des sorties qui, pour la première fois, a dépassé d'une
somme assez élevée celui des entrées. Si vous
voulez bien vous reporter au tableau du mouvement de la population, vous trouverez en effet
qu'il est entré 237 malades, et qu'il en est sorti
252, ce qui établit une différence de 15 en fa-
veur de ces derniers.

Mais la somme de ceux-ci se décompose tout

naturellement en quatre éléments principaux, et
pour se rendre un compte exact du véritable mouvement du service, il importe de bien déterminer
dans quelle proportion chacun de ces éléments a
contribué au résultat obtenu. Voyons d'abord les
décès. Leur nombre ayant été de 89 en 1853, et
de 81 seulement en 1864, il est évident que ceux-ci
auraient dû diminuer de huit unités le chiffre total des sorties. Il en est de même des sorties par
autres causes que par guérison ou amélioration
(transferts dans un autre asile, demande de la
famille, etc.) qui, de 59 en 1863, sont descen-
dues à 33 en 1864. Même observation encore au
sujet des sorties par simple amélioration, qui ont
été au nombre de 24 en 1862, de 17 en 1863,
et ne sont plus que de 15 en 1864. Reste donc
le chiffre des guérisons qui suffit à lui seul pour
compenser les pertes éprouvées par les trois autres
catégories, et élever le nombre total des sorties à
un chiffre supérieur à celui des années précédentes. Le chiffre des guérisons s'élève en effet à

123, dépassant de 40 celui de l'an dernier, et de 48 celui de 1862.

J'espère, Monsieur le Sénateur, que vous trouverez avec moi que ce résultat, dont j'aurais bien quelque droit d'être fier, n'a besoin ni de commentaire ni d'explication. Mais comment celui-ci a-t-il été obtenu? Quelles formes principales la folie a-t-elle revêtues ? quelles en étaient les causes ? quels les symptômes ? quels moyens de traitement ai-je mis en usage ? Ceux-ci ont-ils été plutôt moraux que physiques, etc., etc. Ce sont là des questions très intéressantes sans doute, mais qui m'entraîneraient bien au-delà des bornes que je me suis imposées. Elles ont d'ailleurs été traitées déjà avec de grands détails dans mon rapport de l'an dernier. Je n'y reviendrai donc pas.

Cependant, pour prévenir toute observation malveillante sur la réalité et la certitude des guérisons obtenues, vous me permettrez, Monsieur le Sénateur, de vous faire connaître, en peu de

mots, les précautions que je prends pour m'assurer
de la guérison de mes malades, avant de faire fi-
gurer ceux-ci sur mes listes officielles. Je suis
convaincu qu'il est presque toujours impossible
d'affirmer la guérison complète et définitive d'un
aliéné, tant que celui-ci n'a pas été remis, par sa
sortie de l'asile, en présence des circonstances
qui ont accompagné ou provoqué l'invasion de sa
maladie, tant qu'il n'a pas subi, pendant quelques
jours, et sans que sa santé morale en ait souffert,
les épreuves de toute nature qui l'attendent. Cette
conviction est chez moi si entière, que toutes les
fois que cela est possible, je n'autorise la sortie définitive d'un malade, qui me paraît à peu près
guéri, qu'après lui avoir accordé, à des distances
plus ou moins rapprochées, un certain nombre de
sorties provisoires, en compagnie d'un parent ou
d'un ami. Alors seulement, et s'il résiste à ces
épreuves successives, je compte sur une guérison
durable, et je vous demande sa sortie définitive.

C'est ainsi, Monsieur le Sénateur, que j'ai

toujours agi depuis que vous m'avez fait l'honneur de me confier la direction médicale de notre asile. Et, je puis le dire avec une entière confiance, le résultat n'a pas trompé mon attente. Sur plus de deux cents malades que j'ai fait sortir, après guérison, dans l'espace de deux ans, seize seulement ont éprouvé une rechute assez grave pour nécessiter de nouveau leur séquestration. Et encore est-il juste d'ajouter, que neuf de ces rechutes ont eu pour objet des individus renvoyés de l'Asile comme guéris, pendant que j'étais malade et absent de l'Asile.

Permettez-moi, Monsieur le Sénateur, de vous rappeler, en terminant ces courtes considérations, les conclusions de mon rapport de 1863. Ces conclusions, sur lesquelles je n'ai eu encore ni un avis de la Commission de surveillance de l'Asile, ni une réponse de votre administration, n'ont rien perdu de leur importance ni de leur opportunité. Je vous serai donc infiniment reconnaissant de vouloir bien les faire examiner, et j'appellerai plus particulièrement votre attention sur l'utilité, je dirai presque la nécessité de donner à nos malades un maître de chant et un instituteur primaire.

Je vous prie d'agréer, Monsieur le Sénateur, la nouvelle expression du sentiment de profond dévouement avec lesquels je suis,

Votre très humble serviteur,

E. LISLE.

Marseille, le 27 mai 1865.

www.ingramcontent.com/pod-product-compliance
Lightning Source LLC
Chambersburg PA
CBHW050414210326
41520CB00020B/6590